NOTE STATISTIQUE

SUR LA

FIÈVRE TYPHOÏDE

DANS SES RAPPORTS

AVEC LA VACCINE ET LA VARIOLE.

NOTE STATISTIQUE

SUR LA

FIÈVRE TYPHOÏDE

DANS SES RAPPORTS

AVEC LA VACCINE ET LA VARIOLE.

PAR LE DOCTEUR PERRIN,

Médecin du Bureau de bienfaisance du 7me arrondissement; médecin du troisième dispensaire de la Société philanthropique; membre adjoint au Conseil d'hygiène et de salubrité de l'arrondissement; membre fondateur de la Société des médecins des Bureaux de bienfaisance de Paris; membre de l'Association de prévoyance des médecins de la Seine; secrétaire annuel de la Société médico-pratique de Paris; secrétaire général de la Société médicale du 7me arrondissement; membre correspondant de la Société de médecine de la Sarthe.

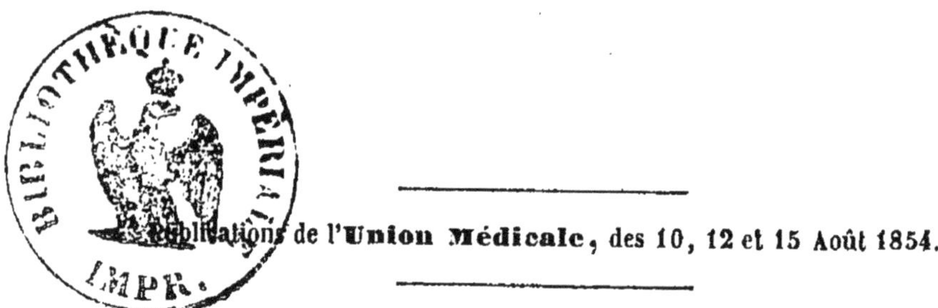

Publications de l'**Union Médicale**, des 10, 12 et 15 Août 1854.

PARIS,

TYPOGRAPHIE FÉLIX MALTESTE ET Cie,

Rue des Deux-Portes-Saint-Sauveur, 22.

1854

NOTE STATISTIQUE

SUR LA

FIÈVRE TYPHOÏDE

DANS SES RAPPORTS

AVEC LA VACCINE ET LA VARIOLE.

« Il serait prouvé que la fièvre typhoïde est plus fréquente aujourd'hui qu'il y a soixante ans ; que la mortalité sur la jeunesse est plus considérable aujourd'hui qu'au dernier siècle, il resterait à démontrer que c'est à la vaccine qu'il faudrait attribuer ce résultat. »

(Am. LATOUR. — *Union Médicale,* 28 juillet 1853.)

Au moment même où la vaccine, après une lutte de plus de cinquante années, semblait, enfin, avoir triomphé des résistances que, de toutes parts, on lui avait suscitées, voici qu'un reproche, sans contredit le plus grave de tous, est venu, dans ces derniers temps, jeter de nouveau l'alarme dans les esprits, et refroidir, encore une fois, la tiédeur de quelques convictions, à l'endroit des bienfaits de la découverte de Jenner.

Un homme consciencieux, habile statisticien, M. Hector Carnot, dans un *Essai de mortalité comparée avant et depuis l'in-*

troduction de la vaccine en France, prétend, d'après des documens authentiques et officiels, avoir démontré :

« ..... Que depuis la propagation de la vaccine dans notre » pays, les proportions de mortalité entre les âges ont changé ;

» Qu'autrefois la mortalité faible dans les âges de virilité » ou de vie productive, est aujourd'hui énorme dans cette » période féconde de la vie humaine ;

» Qu'ainsi la mortalité de l'enfance a diminué des trois » dixièmes, mais que celle des adultes s'est accrue d'un » sixième ;

» En un mot, que la mortalité de la jeunesse a doublé, et » que la chance d'atteindre l'âge de 41 ans est absolument » égale, soit pour l'enfant vacciné, soit pour celui qui con- » tinue d'être exposé aux atteintes de la variole naturelle. »

M. Hector Carnot, quoique étranger à notre profession, n'a pas hésité à attribuer à l'inoculation vaccinale, les tristes résultats que nous venons de rappeler. Prévoyant, d'un autre côté, l'immense opposition qu'il allait vraisemblablement susciter autour de lui, M. Carnot fit en même temps un appel aux médecins, pour les engager à entrer franchement avec lui dans la nouvelle voie de recherches qu'il venait de découvrir.

M. le docteur Bayard, de Cirey-sur-Blaise, a, le premier de tous, parmi un très petit nombre de confrères, répondu à l'appel désintéressé de M. H. Carnot. Ses recherches antérieures sur l'analogie ou mieux l'identité qui existe, selon lui, entre la variole et la fièvre typhoïde, l'avaient, au reste, déjà conduit aux mêmes conclusions. Aussi, en présence des résultats statistiques énoncés, résultats qui venaient si merveilleusement corroborer sa doctrine de toute la puissance des chiffres, ce médecin n'hésita-t-il plus à proclamer bien haut que l'accroissement prodigieux signalé par M. H. Carnot dans la mortalité de la jeunesse, n'était bien réellement que la triste conséquence de l'introduction de la vaccine, qui, en prévenant le développement naturel de la variole dans l'enfance, ne faisait que la rejeter cruellement sur l'âge fécond de la vie, sous forme de *variole intestinale,* plus généralement connue de nos jours sous le nom de fièvre typhoïde..... « La vaccine a déplacé la variole, s'écriait M. Bayard, voilà mon résumé définitif, ma réponse aux vaccinophiles qui disent : la vaccine a remplacé la variole. » (*Gazette des hôpitaux,* p. 90, année 1851.)

C'est ainsi que M. Bayard affirmait et expliquait tout à la fois la perturbation mathématiquement signalée par M. H. Carnot dans les proportions actuelles de mortalité entre les âges.

Or, notre but, dans ce mémoire, est de démontrer que la fièvre typhoïde n'est en aucune manière, ni de près, ni de loin, une variole déplacée ou intestinale, comme l'affirme M. Bayard, et que la vaccine n'est également pour rien, non seulement dans la prétendue fréquence plus grande de nos jours de cette fièvre, mais encore dans l'augmentation vraie ou apparente de mortalité affirmée par M. Carnot dans la période féconde de la vie humaine.

Les médecins qui, à l'exemple de Willis, Lecat, Petit, Serres, Bretonneau, ont cherché à comparer l'éruption intestinale de la fièvre typhoïde à l'éruption cutanée de la variole, et à établir ainsi une analogie plus ou moins fondée entre les deux maladies, n'ont jamais certainement eu la pensée de voir dans le résultat de cette comparaison, la preuve irréfragable d'une identité complète de nature entre ces deux affections.

S'il est certain que la fièvre typhoïde sévit de préférence dans la période féconde et productive de la vie, en deçà et au-delà de laquelle elle devient généralement très rare ;

S'il est vrai qu'elle n'attaque habituellement le même individu qu'une seule fois ;

S'il est encore vrai qu'elle peut devenir exceptionnellement contagieuse;

S'il est également constant que l'éruption intestinale qui l'accompagne presque toujours, offre, comme siége anatomique spécial et comme évolution morbide, une succession de caractères qui ont pu, avec quelque apparence de raison, la faire comparer à l'éruption varioleuse, il ne s'en suit pas nécessairement que cette fièvre essentielle ne soit autre chose, comme le prétendent nos adversaires, qu'une variole externe refoulée à l'intérieur, ou, comme ils le disent encore, une variole tout bonnement déplacée. Que la fièvre typhoïde présente de nombreuses analogies avec les fièvres éruptives en général, et, en particulier, avec la variole, soit : Nous l'accordons. Mais, entre l'analogie et l'identité dans les maladies, il y a un abîme immense. MM. Serres et Bretonneau n'ont certainement jamais confondu ces deux caractères, comme cela est malencontreusement arrivé à M. Bayard. « .... A côté de quelques analogies, » comme l'a dit M. Barth, entre ces deux affections, que de » différences dans l'étiologie, dans les principales manifesta» tions pathologiques et dans les accidens consécutifs. Ici un » caractère contagieux des plus manifestes soit par l'air am» biant, soit au moyen d'un virus dont jamais personne n'a » nié l'existence ; là, une transmissibilité rarement évidente, » et absence d'un contagium inoculable. Ici, une éruption » pustuleuse avec tendance régulière à la suppuration et à » de larges collections purulentes dans la convalescence ; là, » formation d'escarres gangréneuses de l'intestin, suivies d'ul» cères avec tuméfaction des ganglions mésentériques, gonfle» ment de la rate, engoûment pulmonaire et tendance à la

» gangrène de la peau. Que si l'on voulait voir de véritables » pustules dans le développement des follicules isolés de l'in- » testin, ce serait commettre une erreur qu'excuserait à peine » un faux air de ressemblance... (1) »

Mais voyons sur quels faits généraux importans, M. le docteur Bayard appuie sa doctrine de *l'identité absolue* de nature de la variole et de la fièvre typhoïde : notre confrère les a lui-même formulés dans les trois propositions suivantes :

« 1° *Les épidémies de variole et de fièvre typhoïde, ne règnent jamais ensemble ;*

» 2° *La variole et la fièvre typhoïde ne frappent qu'une fois le même sujet ;*

» 3° *Un sujet qui a été atteint de la variole ne l'est pas plus tard de la fièvre typhoïde,* et vice versâ. »

Or, examinons un peu les fondemens sur lesquels M. Bayard fait reposer l'exactitude de ces trois propositions, propositions sur lesquelles, on le sait, se dresse hardiment son fameux système de la gastro-entérite varioleuse.

Si, d'abord, nous cherchons à apprécier la valeur de la première proposition, nous ne voyons pas trop, le fait qu'elle exprime fût-il vrai, en quoi cela démontre une analogie de plus entre les deux maladies. Il nous semble, au contraire, qu'un observateur plus sévère verrait là précisément la preuve d'une sorte d'antagonisme entre elles, puisque la constitution épidémique qui favorise l'évolution de l'une, paraît s'opposer

(1) *Gazette hebdomadaire*, 7 octobre 1853.

au développement de l'autre. Cependant cette proposition de M. Bayard, fausse dans le sens restreint qu'il lui donne, et quant à la démonstration qu'il a en vue, a quelque chose de vrai, si on l'envisage comme l'expression générale d'un fait exact d'observation, à savoir : que les épidémies ne s'observent jamais simultanément dans les mêmes lieux. Sydenham, notre maître à tous, quand il s'agit de l'étude si difficile des maladies épidémiques, l'a formellement déclaré, il y a bientôt deux cents ans : « ..... Les maladies épidémiques, dit-il, se succèdent » l'une à l'autre et se chassent comme un clou chasse l'au- » tre..... Je ne prétends pas dire, ajoute-t-il, que la maladie » qui cède la place à l'autre disparaît entièrement, mais seu- » lement qu'elle est plus rare. »

Cette dernière restriction, si sagement formulée par Sydenham, est, en effet, de la plus rigoureuse exactitude. Elle a même quelque chose de plus particulièrement vrai en ce qui concerne la variole et la fièvre typhoïde, car quelquefois ces deux maladies, contre l'opinion de M. Bayard, ont marché ensemble d'un pas presque égal, et avec une intensité, de part et d'autre, assez marquée, pour faire croire qu'elles peuvent toutes deux se développer sous l'influence d'une constitution épidémique à peu près semblable.

Voici des faits :

Dans la constitution épidémique des années 1667, 1668 et en partie de 1669, à Londres, Sydenham a signalé outre une épidémie de petite-vérole, l'apparition simultanée d'une fièvre épidémique continue qui alternait le plus ordinairement avec la maladie varioleuse, mais qui pourtant ne cessa jamais entièrement pendant tout le cours de cette dernière. Sydenham admettait une communauté parfaite de nature entre ces deux maladies, et n'hésitait pas à les faire dépendre d'une même constitution épidémique de l'air. Pour distinguer cette fièvre particulière des autres fièvres, il ne craignait pas de lui donner un nom, en l'appelant *fièvre de petite-vérole, febris variolosa.* Nous ne pouvons donner ici la description de cette prétendue fièvre varioleuse ; qu'il nous suffise de déclarer ici que, pour tout lecteur impartial, il ne s'agissait d'autre chose que de la fièvre typhoïde de nos jours.

Durant la constitution épidémique des années 1670, 1671 et 1672, à Londres, Sydenham signale la dysenterie épidémique, et en outre une nouvelle fièvre qu'il appelle *fièvre dysentérique,* dans laquelle le ventre était tantôt lâche et tantôt resserré, et qui, le plus souvent, se montra simultanément avec la petite-vérole. Ici encore, il résulte de la lecture attentive de la description donnée de cette maladie par Sydenham, que cette prétendue fièvre dysentérique n'était autre que la fièvre typhoïde actuelle, qui marchait de pair, et sous forme épidémique, avec les petites-véroles.

Sydenham rapporte également qu'au commencement de de l'automne de l'année 1673, une sorte de fièvre continue, mais qui ne fut pas fort épidémique, se montra d'un pas égal avec la petite-vérole. La description qu'il en a laissée est celle de notre fièvre typhoïde, à forme cérébrale, la mieux caractérisée. Cette fièvre continue, de nature maligne, marcha parallèlement, pendant les années suivantes 1674, 1675, avec des petites-véroles épidémiques, également irrégulières et très dangereuses. (*Encyclopédie des sciences médicales.*)

Huxham (*De aere et morb. épid,* p. 33.) raconte qu'au mois de juillet 1729, il régna à Plimouth, en Angleterre, beaucoup de petites-véroles, et, *en même temps*, une fièvre putride qui devint fort épidémique. « ... Cette maladie, dit Huxham, était peut-être celle que Sydenham a appelée *fièvre de petite-vérole.*

Elle attaquait surtout les enfans, les femmes, les jeunes gens, et les personnes faibles. »

Rœderer et Wagler, dans leur remarquable *Traité de la maladie muqueuse*, maladie observée par eux en 1761, rapportent que, sur la fin, l'épidémie se convertit en une maladie purulente extérieure, la petite-vérole...

Dans son *Essai sur la petite-vérole* (*Encyclop. des sciences médicales*), Huxham, cherchant à expliquer combien la constitution du malade, l'état précédent du corps, la maladie régnante, la saison de l'année, contribuent puissamment à diversifier la quantité et la qualité de la petite-vérole, dit qu'il a très fréquemment observé que la fièvre épidémique courante se rencontrait avec la petite-vérole, et que cette fièvre se compliquait avec la petite-vérole chez le même sujet. C'est ce qu'il a vu en 1740, 1741 et 1745. Les malades offraient les symptômes les plus marqués de la fièvre maligne avec la petite-vérole : ce qui fit un ravage affreux parmi eux.

Dans ses *aphorismes*, Stoll a dit la même chose (*aphorisme* 524, *Encyclop. des sciences médicales*) : La fièvre de la petite-vérole se joint très facilement aux autres fièvres, aux populaires surtout, et, par cette union seule, elle offre du danger.

Or, nous le demandons, quelle était cette *fièvre épidémique courante* de Huxham ; quelles étaient le plus souvent ces *fièvres populaires* signalées par Stoll, sinon les diverses et nombreuses formes de notre fièvre typhoïde actuelle? Nous avons donc raison de nous inscrire en faux contre cette première proposition de M. Bayard : *Que les épidémies de variole et de fièvre typhoïde ne s'observent jamais ensemble dans une même localité.*

Mais qu'avons-nous besoin, au reste, d'aller chercher nos preuves dans des temps déjà si éloignés de nous. Ne pouvons-nous pas opposer aux assertions de M. Bayard des faits encore tout récens, et connus de tout le monde ? Ainsi, l'année dernière, à Paris, les médecins, et spécialement ceux plus convenablement placés, comme les médecins des hôpitaux, n'ont-ils pas signalé un nombre assez considérable de varioles pendant la durée même de l'épidémie typhoïde. Pour notre compte, dans le service de M. Piédagnel, à l'Hôtel-Dieu, où nous avons pu, grâce à sa bienveillance pour nous, suivre avec intérêt la marche de l'épidémie, nous avons fait, dans l'espace de six mois environ, un relevé comprenant à la fois 43 cas de variole et 114 cas de fièvre typhoïde. Ce relevé a été fait au fur et à mesure de l'entrée des malades dans les salles.

M. Michel Lévy a constaté le même résultat au Val-de-Grâce : Le 18 mars 1853, il observait dans cet hôpital une trentaine de varioles avec le double de fièvres typhoïdes. (*Rapport sur les épidémies de* 1850.)

Dans son rapport à la Société impériale de médecine de Marseille, sur les maladies régnantes pendant l'année 1852, M. le docteur T. Dugas a signalé :

1° Les fièvres éruptives, rougeole, scarlatine, variole;

2° La fièvre typhoïde.

La variole a régné, pendant toute l'année, avec une recrudescence épidémique manifeste *en automne*. « La fièvre typhoïde » a suivi la même marche, dit M. Dugas, que la petite-vérole; » elle a régné pendant toute l'année 1852, mais c'est sur- » tout *vers l'automne* qu'on a constaté une recrudescence con- » sidérable. » (*Société impériale de médecine de Marseille. Rapport sur les travaux de l'année* 1852.)

En présence des faits que nous venons de rappeler, il y aurait donc lieu tout simplement de substituer à cette première proposition de M. Bayard, la proposition contraire suivante :

Les épidémies de variole et de fièvre typhoïde, sous l'influence de la même constitution épidémique, règnent quelquefois simultanément dans une même localité.

Nous passerons rapidement sur la seconde proposition :

« *La variole et la fièvre typhoïde ne frappent qu'une fois le même sujet.* »

Si cette proposition a évidemment quelque chose de trop absolu dans la forme, nous devons toutefois convenir qu'elle est cependant l'expression assez exacte de ce qui se passe le plus habituellement. Il est, en effet, d'observation générale que les maladies susceptibles de se montrer franchement à l'état épidémique, ne frappent que très rarement deux fois le même individu. Mais nous ne voyons pas en quoi ce fait général implique nécessairement l'idée d'une identité parfaite entre la variole et la fièvre typhoïde. Autant vaudrait prétendre que cette même identité existe entre la coqueluche, la rougeole, la scarlatine, qui, comme la variole et la fièvre typhoïde ne s'observent *habituellement* qu'une seule fois chez le même sujet. L'analogie signalée par M. Bayard est donc loin d'avoir la signification qu'il lui accorde. Nous ne comprenons pas, au reste, comment M. Bayard peut invoquer un argument que ses adversaires pourraient impitoyablement retourner contre lui, en se faisant forts, à leur tour, d'une analogie bien autrement frappante qui existe entre le *virus varioleux et le vaccin* : ce qui, évidemment, serait la condamnation, sans appel, de toute sa doctrine.

En effet, « ..... suivant quelques auteurs, disent MM. Mon-

» neret et Fleury, il y a identité parfaite entre les liquides vaccinal et varioleux qui ne forment qu'un seul et même virus ; » *la vaccine est une variole inoculée*, et c'est à ce titre qu'elle » exerce une action prophylactique. Cette opinion déjà indiquée par Jenner, et vivement défendue par M. Guillou » (*Nouv. biblioth. méd.*, 1826), s'appuie sur les considérations » suivantes :

« ..... La variole et la vaccine naissent l'une et l'autre d'un » virus; *elles n'attaquent, en général, le même sujet qu'une* » *seule fois* ; si elles se montrent une seconde fois, elles sont » modifiées d'une même manière (vaccinelle et varioloïdes.) » L'analyse ne permet point de distinguer le virus vaccinal du » virus varioleux; Il y a une identité parfaite dans les formes » extérieures, dans la marche, dans la disposition anatomique » entre les pustules vaccinales et les pustules de la variole » inoculée ; il n'est pas rare que la variole inoculée se borne, » comme la vaccine, aux boutons développés sur les lieux d'insertion ; d'un autre côté, la vaccine est quelquefois suivie » d'une éruption secondaire générale, semblable à l'éruption » générale de la variole inoculée. »

Voilà, en effet, de bonnes et sérieuses analogies, invoquées à l'appui d'une doctrine, sinon vraie, du moins parfaitement soutenable. Ce sont évidemment là les argumens irrécusables d'une saine logique, et bien autrement saisissans pour tout le monde, que bon nombre des rapprochemens, plus ingénieux que fondés, mis en avant par M. Bayard, en faveur d'une opinion contraire.

Quant à la troisième et dernière proposition de M. Bayard : « ... *Un sujet qui a été atteint de la variole, ne l'est pas plus tard de la fièvre typhoïde*, et vice versâ. »

Nous demanderons la permission de donner quelques développemens cliniques et statistiques à l'examen de cette proposition inconsidérément formulée par M. Bayard, attendu que sur elle, surtout, repose son système sur la gastro-entérite varioleuse, et qu'en montrant son manque absolu de fondement, nous ferons crouler du même coup et la proposition et la doctrine qu'elle a servi à étayer.

Remarquons, tout d'abord, que les calculs de M. Carnot n'ont rien à voir ici, et qu'en les supposant même incontestés et incontestables, il n'en sera pas moins facile d'apporter la démonstration rigoureuse que l'excès de mortalité, signalée parmi la jeunesse, ne doit nullement être attribuée à la vaccine.

Examinons d'abord la première partie de la proposition : « *Un sujet qui a été atteint de la variole ne l'est pas plus tard de la fièvre typhoïde.* »

Prétendre que la première maladie constitue une immunité contre la seconde, ce n'est évidemment qu'à la condition de démontrer que, dans l'immense majorité des cas, les sujets qui auront eu la variole seront ultérieurement préservés de la fièvre typhoïde. Or, la démonstration affirmative ou négative d'une semblable proposition, est extrêmement facile. Il suffit, pour cela, de recueillir, au hasard, un certain nombre d'observations de malades atteints de fièvre typhoïde, puis de s'assurer, en même temps, si, antérieurement, ces malades ont eu la variole. Or, nous serions tenté de croire que M. Bayard n'a pas suivi cette marche si sûre et si simple à la fois, car le résultat de nos recherches particulières rend d'une évidence mathématique la fausseté de sa proposition. Si, en effet, nous jetons les yeux sur le relevé clinique que nous avons placé à la fin de ce travail, nous trouvons que 28 malades *non vaccinés*, et actuellement pris de fièvre typhoïde, n'en avaient pas moins eu précédemment la variole naturelle.

A ces chiffres éloquens, nous ajouterons qu'en trois semaines, à l'hôpital Beaujon, dans une division de 52 lits, M. Barth a rencontré 4 malades *non vaccinés* (2 hommes et 2 femmes), portant les traces d'une variole contractée dans l'enfance, et qui lui ont présenté une fièvre typhoïde plus ou moins grave. (*Gaz. heb.*, 7 octobre 1853.)

Il peut même arriver quelquefois, comme cela a eu lieu chez le malade inscrit dans notre relevé, sous le n° 101, que la fièvre typhoïde se déclare presque immédiatement après la guérison de la variole.

M. le professeur Chomel avait donc raison, quand, faisant appel aux souvenirs de chacun, il prétendait qu'il n'était aucun médecin, un peu attentif, qui n'ait eu maintes fois l'occasion de voir des malades actuellement atteints de fièvre typhoïde, offrir, en même temps, sur le visage, des cicatrices plus ou moins nombreuses et profondes, indiquant clairement qu'ils avaient eu autrefois la variole.

D'ailleurs, ne pourrait-on pas encore rappeler ici que les belles observations de MM. Serres, Petit, Bretonneau, sur la fièvre typhoïde, ont, en grande partie, été faites sur des sujets dont le plus grand nombre avaient vraisemblablement subi dans leur enfance les atteintes de la variole, puisque, avant l'ère vaccinale, de l'aveu même de M. Carnot, la maladie varioleuse frappait fatalement plus de la moitié du genre humain, et, de plus, presque exclusivement dans les trois premières années de la vie. Toutefois, si M. Bayard nous objectait que les malades de MM. Serres, Petit, Bretonneau, étaient déjà sous l'influence de la préservation vaccinale, nous lui rappellerions alors que, *en pleine ère variolique*, en 1776, à l'époque où Stoll devint médecin de l'hôpital de la Sainte-Trinité, à Vienne, cet illustre praticien trouva dans les registres de cet établissement des relevés officiels desquels il résulte : que de 1764 à 1774 inclusivement (onze années), on a compté 1,788 malades atteints de *fièvre maligne*, sur un chiffre total de 11,055 entrans, ou 1 sur 6,2. Or, pour admettre avec M. Bayard que les sujets, une fois variolés, sont ultérieurement préservés de la fièvre typhoïde, il faudrait supposer, ce qui est complètement invraisemblable, qu'aucun des malades entrés pendant ce laps d'années, à l'hôpital de Vienne, n'avaient été atteints par la variole dans leur enfance, et que tous appartenaient précisément à la moitié de l'espèce humaine que, selon La Condamine, cette maladie ne frappait jamais. Mais ce qui rend insoutenable, de la part de nos adversaires, une semblable supposition, c'est ce résultat accablant, et déjà indiqué, de nos propres recherches, qui démontre que, parmi nos 114 individus pris de fièvre typhoïde, il s'en est trouvé 28 que la *variole naturelle* avait antérieurement atteints. Evidemment, il ne devait pas, et il n'a pas dû en être autrement du temps de Stoll.

Passons maintenant à l'examen de la seconde partie de la même proposition : « *Un sujet qui a été atteint de la fièvre typhoïde ne l'est pas plus tard de la variole.* »

Si les sujets qui ont été atteints de la fièvre typhoïde sont ordinairement préservés plus tard de la variole, ce serait une erreur de croire, avec M. Bayard, que cette immunité soit due à la communauté intime de nature qu'il suppose exister entre les deux maladies. Ce fait tient tout simplement à ce que l'époque de la vie humaine, à laquelle se montrent ordinairement la fièvre typhoïde et la variole, n'est plus la même. En effet, le maximum de fréquence de la variole ayant lieu de 0 à 15 ans, et celui de la fièvre typhoïde de 15 à 30, la première maladie ne peut évidemment que frapper exceptionnellement ceux qui ont été atteints de la seconde. En un mot, la prédisposition à contracter la variole cessant à l'âge où précisément commence la prédisposition à subir la fièvre typhoïde, quoi de plus naturel que la première maladie ne s'observe presque jamais après la seconde, et à quoi bon alors, pour expliquer un fait aussi simple, mettre en avant l'hypothèse toute gratuite de l'identité entre les deux affections? Et encore devons-nous ajouter que, malgré cette interprétation si rationnelle des faits, et contrairement à l'assertion de M. Bayard, il peut exceptionnellement arriver qu'on observe quelques individus antérieurement atteints de fièvre typhoïde qui, plus tard, sont pris de variole. Ainsi, notre relevé clinique fait voir que, parmi nos 38 sujets non vaccinés et atteints de fièvre typhoïde, quatre (nos 105, 106, 107, 108) n'en ont pas moins offert ultérieurement une variole confluente. La jeune malade (no 107) est même morte au 22e jour de sa variole, et trois mois seulement après la guérison d'une fièvre typhoïde horriblement grave. A cet exemple, nous ajouterons un autre fait tout semblable (no 108) relatif à un jeune garçon qui, lui aussi, à peine convalescent d'une fièvre typhoïde, faillit périr d'une variole abondante. Enfin, nous dirons encore que ce matin même (19 avril 1854), à l'Hôtel-Dieu, parmi trois jeunes filles, atteintes de fièvre typhoïde, qu'il nous a été donné d'observer, il s'en est trouvé une, la plus jeune, âgée de 15 ans, et *non vaccinée*, qui venait d'être prise dans la convalescence même de sa fièvre d'une variole semi-confluente. (Aucun autre cas de variole ne régnait, dans le même moment, dans les salles de M. Piédagnel, où était couchée cette malade.)

Des faits analogues à ceux que nous venons de citer pourraient être indéfiniment et inutilement multipliés, sans rendre plus évident le peu de fondement de cette seconde partie de la troisième et dernière proposition de M. Bayard. Notre confrère n'est donc pas plus autorisé à prétendre *qu'un sujet atteint de la fièvre typhoïde ne l'est pas plus tard de la variole*, qu'il ne l'était à dire, un peu plus haut, *qu'un sujet pris de la variole ne l'est jamais ultérieurement de la fièvre typhoïde.*

La réfutation directe que nous venons de faire des trois propositions fondamentales de M. Bayard, et implicitement de tout son système sur la gastro-entérite varioleuse, démontre, du même coup, que non seulement la variole et la fièvre typhoïde constituent, malgré quelques analogies véritables, deux maladies parfaitement indépendantes l'une de l'autre, mais encore qu'en supposant même la dernière maladie plus fréquente de nos jours qu'autrefois, ce serait à tort qu'on voudrait rapporter ce fâcheux résultat à l'introduction de la vaccine.

Si, en effet, la vaccine, répétons-le bien haut, était la cause du développement ultérieur de la fièvre typhoïde, et, conséquemment, de la mortalité plus grande affirmée par M. Carnot, dans l'âge adulte, on ne devrait que rarement observer la *variole interne*, pour parler le langage des détracteurs de la vaccine :

1° Chez les sujets non vaccinés;

2° Chez ceux surtout qui, n'ayant jamais été vaccinés, ont subi dans leur enfance la variole naturelle;

3° Chez ceux, enfin, qui, bien que vaccinés, ont eu une variole plus ou moins modifiée par l'inoculation vaccinale, avant de prendre la fièvre typhoïde.

Or, le tableau récapitulatif de notre relevé clinique indique que, sur 114 typhoïques, il s'en est cependant trouvé :

38 dans le premier cas, ou 33 p. 100.

28 dans le second, ou 24 p. 100.

21 dans le troisième, ou 18 p. 100.

En présence de résultats aussi accablans, comment M. Bayard pourrait-il maintenant revendiquer en faveur de ses opinions et de sa doctrine, le bénéfice, que nous lui avons un moment accordé, des 50 cas qui figurent en tête de notre tableau (1 à 50), et dans lesquels la préservation vaccinale *complète* qui a eu lieu, a été réellement suivie du développement de la fièvre typhoïde chez les individus ? Rien là, en effet, n'autorise à voir un rapport quelconque de causalité entre l'opération vaccinale autrefois pratiquée, et la fièvre typhoïde observée ultérieurement. Ce qui le prouverait au besoin sans réplique, c'est que ce résultat statistique resterait vraisemblement le même si, au lieu d'opposer la fièvre typhoïde à la vaccine, il prenait fantaisie à quelqu'un, à M. Bayard lui-même, de l'opposer à toute autre maladie, à la pneumonie, par exemple. On y trouverait, avec autant de raison, la preuve, en apparence mathématique, de la substitution de la pneumonie à la variole, depuis la prorogation de la vaccine. Il ne faut donc, sous peine d'abuser étrangement des ressources de la logique, voir autre chose, dans la proportion des vaccinés constatée chez nos 114 malades typhoïques, que l'expression pure et simple, mais mathématiquement formulée, de l'état actuel de la propagation vaccinale parmi la population spéciale de nos hôpitaux, et sans relation aucune avec la fièvre typhoïde survenue dans la période adulte.

Il nous reste maintenant à combattre quelques idées émises

par nos adversaires, et partagées, dans une certaine mesure, par quelques-uns des partisans les plus recommandables de la vaccine. « ..... Les personnes étrangères à la médecine, dit » M. Bayard, sont tellement persuadées que la variole est une » maladie dépurative nécessaire à l'économie, qu'il faut à la » vaccine, pour se soutenir, toute la faveur du gouvernement, » tous les sacrifices qu'il s'impose, et toutes les exigences uni- » versitaires. » (*Gaz. des hôp.*, 1851, p. 555.)

Le 25 juin 1849, un membre de l'Académie de médecine, le vénérable docteur Castel, qui longtemps a été un zélé propagateur de la découverte de Jenner, soit comme membre, soit comme rapporteur de la commission de vaccine, faisait entendre, au milieu de l'illustre compagnie, ces graves paroles : « ..... Ce qu'une pratique, sur laquelle nous avions fondé les » espérances les plus flatteuses, a laissé d'infection dans les » liqueurs animales, a produit de dissolution dans les élémens » de la vie, se révèle manifestement....., tant il est difficile de » suppléer à la nature, tant il y a de témérité à opposer une » barrière à une maladie éruptive..... L'épuration par la » variole répond aux besoins de l'économie, l'épuration par » la vaccine ne satisfait point aux mêmes conditions. »

Enfin, M. Rochoux lui-même, dans la séance de l'Académie de médecine du 18 septembre 1849, déclarait, dans un rapport sur un mémoire de M. Bayard, relatif à l'application du calcul à la recherche des causes des maladies, que l'opinion relative à l'influence nuisible de la vaccine sur l'espèce humaine n'était peut-être pas aussi mal fondée qu'on serait tenté de le supposer au prime-abord. « ..... Depuis son intro- » duction ou sa manifestation en Europe, disait-il, la variole » était devenue un nouvel et grave danger attaché à la suc- » cession des âges, passé en quelque sorte dans l'habitude

» organique comme la rougeole et la scarlatine ou les maladies » que presque tous les animaux éprouvent dans les premiers » temps de leur vie. Remplacer ou empêcher ce travail élimi- » natoire pourrait bien n'être pas sans inconvénient..... »

Toutefois, M. Rochoux s'empressait d'ajouter :

« .....Mais s'il en est ainsi, le temps seul peut nous l'ap- » prendre, jusque là personne n'est en droit de le dire. Cepen- » dant la variole est un mal actuel dont il faut d'abord cher- » cher à se mettre à l'abri, sans trop se préocuper d'un avenir » problématique. La raison nous ordonne d'aller au plus » pressé, et fort heureusement nous le pouvons grâce au » vaccin..... »

Nous nous sentons, il faut l'avouer, peu disposé à regarder comme nécessaire cette prétendue épuration de l'organisme du jeune âge par la variole. Si, de l'aveu même de M. Carnot, La Condamine disait vrai, quand il affirmait que..... *La moitié dès hommes mouraient sans avoir eu la petite vérole*..... Comment alors admettre que la variole soit une maladie comme indispensable, une sorte d'épuration utile pour l'économie, puisque la nature, si prévoyante à ses yeux, ne daigne favoriser que la moitié du genre humain, de cette *dépurante maladie!* Ou la nature a tort, ou les intentions que vous lui prêtez sont sans fondement. Je sais bien qu'on ajoute que beaucoup de personnes ont eu la petite vérole sans s'en douter : mais quand cela serait encore, il resterait toujours à expliquer comment un nombre considérable d'individus ne la contractent réellement jamais. D'ailleurs, comme nous l'avons fait voir précédemment, si le défaut d'épuration de l'économie par la variole naturelle prédisposait réellement les individus à contracter, plus tard, la fièvre typhoïde, on ne devrait pas en rencontrer, comme cela nous est arrivé, 28 sur 114, ou 24 p. 100, qu'une variole naturelle antérieure n'a pu mettre à l'abri des atteintes de cette maladie. On ne devrait pas d'avantage en trouver 21, ou 18 p. 100, sur ce même nombre total de 114, que la variole tronquée, c'est-à-dire la variole modifiée par une vaccination antérieure, n'a pu également préserver contre le même fléau. La variole naturelle comme la variole tronquée, devraient, en effet, protéger l'individu contre la fièvre typhoïde, bien autrement que ne pourrait le faire l'inoculation à laquelle M. Bayard propose de revenir. Car, pour parler son langage, la varioloïde la plus légère doit constituer un moyen naturel d'épuration organique bien autrement puissant que l'épuration par l'inoculation, même la plus complète, et, à ce titre, elle devrait, plus sûrement que cette dernière, préserver des atteintes de la fièvre typhoïde, à l'époque de l'âge adulte. De plus, M. Bayard, qui propose de revenir à l'inoculation, paraît avoir oublié que les nombreuses épidémies de fièvre typhoïde de la fin du dernier siècle, ont précisément été observées dans les temps de vogue de cette pratique. De telle sorte que s'il osait être logique jusqu'au bout, il devrait, à l'exemple des populations même dont il rappelle le sentiment instinctif de répulsion pour la vaccine, condamner la prophylaxie varioleuse par l'inoculation, au même titre que la prophylaxie varioleuse par le vaccin : ce qui prouve qu'à son insu, on recule toujours devant les dernières conséquences d'une doctrine fausse.

Nous ne pousserons pas plus loin la réfutation d'une thèse qui tendrait à ébranler de nouveau les convictions des gens éclairés de la société, et même de quelques médecins, à l'endroit des bienfaits de la découverte de la vaccine, et à faire, de la petite vérole, une condition fatalement nécessaire à l'évolution organique et régulière de l'espèce humaine. Nous ajouterons seulement qu'il y a déjà longtemps qu'on a accusé la vaccine de donner lieu à des maladies sinon nouvelles du moins *plus rares autrefois*. Joseph Franck (*Encyclopédie des sciences médicales*) à cette question : ..... La vaccine ne rend-elle pas aujourd'hui plus fréquentes des maladies *autrefois rares ?* répondait, il y a cinquante ans : « ..... Oui assurément, et cela tout simplement, parce qu'elle conserve en vie un grand nombre d'enfans prédisposés à diverses maladies, et que les varioles eussent tués sans elles. »

Ce sera également là la véritable conclusion de notre travail, en réponse à la prétendue substitution de la fièvre typhoïde à la variole et à sa fréquence plus grande, depuis l'introduction de la vaccine dans notre pays.

Quant aux changemens qui, depuis cinquante ans, seraient survenus dans les proportions de mortalité entre les âges, et que M. Carnot a essayé de démontrer dans son *Essai de mortalité comparée*, en les rattachant, à tort, à cette fausse doctrine de la substitution de la fièvre typhoïde à la variole, nous nous empressons de répéter ici que rien, dans ce travail, n'a eu pour but soit d'en admettre, soit d'en nier la réalité. Notre but, nous le rappellerons en terminant, a été uniquement de démontrer que la propagation vaccinale est restée complètement étrangère à toutes les accusations dont elle est devenue l'objet, dans ces dernières années. Si notre tâche se trouve avoir été convenablement remplie, nous nous en réjouirons sincèrement. Il n'est, en effet, aucune question d'hygiène publique qui intéresse, à un plus haut degré, la santé de tous et de chacun, et qui soit plus digne de la vive sollicitude de la presse médicale, de l'Académie de médecine et du gouvernement.

RELEVÉ CLINIQUE

Comprenant 114 cas de fièvre typhoïde, avec notes à l'appui, pour servir à l'histoire de cette maladie, dans ses rapports avec la VACCINE et la VARIOLE.

N. B. Si notre tableau renferme plus de femmes que d'hommes, c'est que notre relevé clinique a été plus spécialement fait dans les salles consacrées aux femmes.

(Abréviations : f. *féminin*, — m. *masculin*, — 1 *oui*, — » *non*.)

Nos D'ORDRE	SEXE.	AGE.	FIÈV. TYPH.	VACCINÉS.	VARIOLÉS.	OBSERVATIONS.
						PREMIER GROUPE. — Vaccinés, 76.
						Ce premier groupe se divise lui-même en deux sous-groupes :
						Premier sous-groupe : Il comprend 50 cas de fièvre typhoïde observée chez des sujets vaccinés : ce sont des faits analogues qui ont servi à étayer la proposition que M. Bayard a émise sous tant de formes, à savoir, qu'en semant le vaccin dans les premiers mois de la naissance, on récolte la fièvre typhoïde dans l'âge adulte.
1 à 30	f.	16 à 34	1	1	»	Faits *en apparence* à l'appui de la doctrine de M. Bayard (1).
31 à 50	m.	17 à 34	1	1	»	
						Deuxième sous-groupe : Il comprend 26 malades, qui, malgré leur vaccination antérieure, ont eu une variole plus ou moins modifiée. Seulement, chez les cinq derniers, la variole n'a pas précédé la fièvre typhoïde.
51	f.	21	1	1	1	Entrée à l'Hôtel-Dieu pour une varioloïde. — Fièvre typhoïde.
52	f.	21	1	1	1	Picote ou petite vérole volante à 7 ans. — A 21 ans, variole confluente. — Puis fièvre typhoïde grave.
53	f.	20	1	1	1	Variole grave à 20 ans, avec abcès multiples. — A peine guérie, fièvre typhoïde mortelle !
54	f.	25	1	1	1	Picote ou petite vérole dans l'enfance. — A 20 ans, fièvre typhoïde mortelle.

(1) Comme ces 50 cas, dans lesquels sont compris 30 femmes de 16 à 34 ans, et 20 hommes de 17 à 34, sont exactement semblables les uns aux autres, nous nous bornons à les inscrire ici en masse.

Nos D'ORDRE	SEXE.	AGE.	FIÈV. TYPH.	VACCINÉS.	VARIOLÉS.	OBSERVATIONS.
55	f.	20	1	1	1	Picote ou petite vérole volante dans l'enfance. — A 20 ans, varioloïde. — A peine convalescente, fièvre typhoïde.
56	f.	20	1	1	1	Variole à 10 ans. — A 20 ans, fièvre typhoïde.
57	f.	24	1	1	1	Belles cicatrices de vaccin. — Varioloïde à 13 ans. — A 24 ans, fièvre typhoïde.
58	m.	21	1	1	1	Étudiant en médecine, vacciné. — A 21 ans, variole confluente grave. — Trois mois après, fièvre typhoïde mortelle !
59	m.	22	1	1	1	Belles traces de vaccin. — Varioloïde à 12 ans. — A 22 ans, fièvre typhoïde.
60	m.	8	1	1	1	Petite vérole volante à 3 ans, m'a assuré la mère. — A 8 ans, fièvre typhoïde tranchée.
61	f.	18	1	1	1	Faibles traces de vaccin. — A 14 ans, variole très grave. — A 18 ans, fièvre typhoïde.
62	f.	19	1	1	1	Petite-vérole volante à 8 ans. — Fièvre typhoïde à 19 ans.
63	f.	26	1	1	1	Petite-vérole volante à 8 ans. — Fièvre typhoïde à 26 ans.
64	f.	29	1	1	1	Petite-vérole volante à 12 ans — Fièvre typhoïde à 29 ans.
65	f.	16	1	1	1	Vaccinée à 15 ans, avec succès, quoiqu'ayant eu la petite-vérole dans son enfance. — A 16 ans, fièvre typhoïde.
66	f.	17	1	1	1	Petite-vérole à 12 ans. — A 17 ans, fièvre typhoïde.
67	m.	6	1	1	1	Vacciné à 5 mois. — Varioloïde à 3 ans. — Fièvre typhoïde à 6 ans.
68	f.	23	1	1	1	Quoique vaccinée, deux fois la petite-vérole. — A 23 ans, fièvre typhoïde.
69	m.	32	1	1	1	Petite-vérole, assure-t-il, dans son enfance. — A 32 ans, fièvre typhoïde grave.
70	m.	26	1	1	1	Petite-vérole dans l'enfance, avec traces persistantes. — Aujourd'hui, à 26 ans, fièvre typhoïde.
71	m.	32	1	1	1	Belles cicatrices de vaccin. — Cicatrices profondes sur le visage d'une variole contractée dans l'enfance. — Aujourd'hui, fièvre typhoïde mortelle !
72	f.	21	1	1	1	Petite-vérole volante à 4 ans. — A 15 ans, fièvre typhoïde. — 21 ans, varioloïde.
73	m.	24	1	1	1	Fièvre typhoïde très grave à 24 ans. — Sept semaines après, variole confluente.

Nos D'ORDRE	SEXE.	AGE.	FIÈV. TYPH.	VACCINÉS.	VARIOLÉS.	OBSERVATIONS.
74	f.	21	1	1	1	Entrée à l'hôpital pour une fièvre typhoïde très grave, elle est prise au 8e jour de la convalescence d'une variole confluente.
75	f.	37	1	1	1	A 28 ans, fièvre typhoïde qui dure trois mois. — A 37 ans, variole confluente, avec cicatrices consécutives nombreuses.
76	m.	22	1	1	1	Dans la convalescence de sa fièvre typhoïde, il a été pris d'une variole abondante.

DEUXIEME GROUPE. — Non vaccinés, 38.

Ce deuxième groupe se divise, comme le premier, en deux sous-groupes :

Premier sous-groupe : Il comprend 32 malades chez lesquels la variole et la fièvre typhoïde ont existé tour à tour. Chez les quatre derniers seulement, la variole ne s'est montrée qu'après le développement de la fièvre typhoïde.

Nos D'ORDRE	SEXE.	AGE.	FIÈV. TYPH.	VACCINÉS.	VARIOLÉS.	OBSERVATIONS.
77	f.	28	1	»	1	A 7 ans, variole naturelle, avec cicatrices profondes. — A 18 ans, fièvre typhoïde grave de deux mois.
78	m.	16	1	»	1	Variole naturelle dans l'enfance, avec traces. — A 16 ans, fièvre typhoïde moyenne.
79	f.	28	1	»	1	A 10 ans, variole naturelle, avec cicatrices consécutives nombreuses. — A 28 ans, fièvre typhoïde mortelle!
80	f.	26	1	»	1	A 3 ans, variole naturelle, avec traces. — A 26 ans, fièvre typhoïde très grave.
81	f.	15	1	»	1	Dans l'enfance, variole naturelle, avec cicatrices profondes. — A 15 ans, fièvre typhoïde.
82	f.	26	1	»	1	Cicatrices profondes de variole ancienne sur le visage. — A 26 ans, fièvre typhoïde hémorrhagique.
83	m.	26	1	»	1	A 3 ans, variole naturelle, avec cicatrices consécutives. — A 26 ans, fièvre typhoïde.
84	f.	17	1	»	1	A 4 ans, petite-vérole volante, dit-elle, et aujourd'hui, à 17 ans, fièvre typhoïde moyenne.
85	m.	25	1	»	1	Nombreuses et profondes cicatrices de variole sur la figure. — A 25 ans, fièvre typhoïde très grave.
86	m.	28	1	»	1	A 8 ans, variole qui laisse des traces. — A 28 ans, fièvre typhoïde moyenne.
87	f.	30	1	»	1	A 10 ans, variole naturelle, avec traces persistantes. — A 30 ans, fièvre typhoïde.

Nos D'ORDRE	SEXE.	AGE.	FIÈV. TYPH.	VACCINÉS.	VARIOLÉS.	OBSERVATIONS.
88	f.	19	1	»	1	Variolée dans son enfance, elle n'en prend pas moins la fièvre typhoïde à 19 ans.
89	m.	32	1	»	1	Savoyard au visage criblé de petite-vérole. — A 32 ans, fièvre typhoïde mortelle !
90	f.	22	1	»	1	Cicatrices nombreuses sur le visage d'une ancienne variole. — A 22 ans, fièvre typhoïde.
91	.	28	1	»	1	A 26 ans, variole grave, avec cicatrices hideuses et multiples.— Deux ans plus tard, fièvre typhoïde qui a failli l'emporter !
92	f.	25	1	»	1	A 12 ans, variole légère, avec cicatrices. — A 25 ans, fièvre typhoïde moyenne.
93	f.	27	1	»	1	Grosse fille horriblement gravée par la variole dans son enfance. — A 27 ans, fièvre typhoïde qui l'a alitée trois mois !
94	f.	20	1	»	1	Variole dans l'enfance, avec traces consécutives légères. — Aujourd'hui, à 20 ans, fièvre typhoïde moyenne.
95	m.	26	1	»	1	Jeune Piémontais, ayant eu, dit-il, la picote, dont il garde deux ou trois cicatrices. — Aujourd'hui, fièvre adynamique.
96	m.	72	1	»	1	Variole dans l'enfance. — A 15 ans, fièvre putride et maligne qui l'a retenu au lit 120 jours !
97	m.	17	1	»	1	Fait de M. Barth (*Gaz. hebd.*, 7 oct. 1853). Variole avec traces à 11 ans. — A 17 ans, fièvre typhoïde moyenne.
98	f.	18	1	»	1	*Idem.* A 7 mois, variole intense, qui l'a fortement gravée. — A 18 ans, fièvre typhoïde.
99	m.	22	1	»	1	*Idem.* A 6 ans, variole grave, avec traces profondes. — A 22 ans, fièvre typhoïde mortelle !
100	f.	19	1	»	1	*Idem.* A 8 ans, variole intense, avec marques profondes. — A 19 ans, fièvre typhoïde grave.
101	m.	20	1	»	1	Variole naturelle à 20 ans. — Trois mois plus tard, fièvre typhoïde qui a failli l'emporter !
102	m.	24	1	»	1	Traces anciennes de variole sur le visage. — A 24 ans, fièvre typhoïde.
103	f.	26	1	»	1	A 3 ans, petite-vérole, dont elle porte des traces. — A 26 ans, fièvre typhoïde.
104	m.	17	1	»	1	Variole légère dans l'enfance. — Aujourd'hui, fièvre typhoïde grave.

Nos d'ordre	Sexe.	Age.	Fièv. typh.	Vaccinés.	Variolés.	OBSERVATIONS.
105	f.	32	1	»	1	A 28 ans, fièvre typhoïde très grave. — A 32 ans, variole confluente.
106	f.	17	1	»	1	A 14 ans, fièvre ataxique horriblement grave. — A 17 ans, variole avec cicatrices, qui a failli tuer la malade !
107	f.	15	1	»	1	Fièvre typhoïde très grave, suivie trois mois après d'une variole confluente mortelle au 22e jour !
108	m.	16	1	»	1	Convalescent d'une fièvre typhoïde ; il est pris d'une variole très grave.

Deuxième sous-groupe : Il comprend 6 malades seulement, atteints de fièvre typhoïde exclusivement.

Nos d'ordre	Sexe.	Age.	Fièv. typh.	Vaccinés.	Variolés.	OBSERVATIONS.
109	m.	24	1	»	»	Fièvre typhoïde à 24 ans ; ni vacciné ni variolé antérieurement.
110	m.	23	1	»	»	Fièvre typhoïde à 23 ans ; *id.*
111	f.	19	1	»	»	Fièvre typhoïde à 19 ans ; *id.*
112	m.	23	1	»	»	Fièvre typhoïde à 23 ans ; *id.*
113	m.	5	1	»	»	Ni vacciné ni variolé antérieurement ; nous l'avons vacciné avec succès dans la convalescence de sa fièvre typhoide, qui a duré quatre septenaires.
114	f.	33	1	»	»	Ni vaccinée ni variolée antérieurement. — A 33 ans, fièvre typhoïde tranchée.

TABLEAU RÉCAPITULATIF DU RELEVÉ QUI PRÉCÈDE.

Malades atteints de fièvre typhoïde, 114.

- 1er Groupe **vaccinés. . . . 76**
  - N'ayant jamais eu la variole, 50.
  - Ayant eu la variole. . . . 26.
    - Avant d'avoir eu la fièvre typhoïde. 21
    - Après avoir eu la fièvre typhoïde. 5
- 2me Groupe **non vaccinés. 38**
  - Ayant eu la variole naturelle. . 32.
    - Avant d'avoir eu la fièvre typhoïde. 28
    - Après avoir eu la fièvre typhoïde. 4
  - N'ayant pas eu la variole naturelle, 6.

Paris. — Typographie Félix Maltestet Cie, rue des Deux-Portes-St-Sauveur, 22.

www.ingramcontent.com/pod-product-compliance
Ingram Content Group UK Ltd.
Pitfield, Milton Keynes, MK11 3LW, UK
UKHW021035200726
13857UKWH00004B/1732